Dieta Alcalina

Libro di Deliziose Ricette Alcaline Dietetiche

Biagio Ajello

TERMINI E CONDIZIONI

Nessuna parte di questo libro può essere trasmessa o riprodotta in alcun formato, incluso quello elettronico, stampato, scannerizzato, fotocopiato, registrato o meccanico senza previa autorizzazione dell'autore. Tutte le informazioni, le idee, e le linee guida sono solo a scopo educativo. Lo scrittore ha tentato di assicurare la massima accuratezza dei contenuti presenti nel libro, a tutti i lettori è consigliato di seguire le istruzioni a loro rischio. L'autore del libro non può essere considerato responsabile per alcun danno collaterale, personale o commerciale causato dalla cattiva interpretazione delle informazioni date nel libro. I lettori sono incoraggiati a cercare l'aiuto di uno specialista se necessario.

Tavoladeicontenuti

Capitolo 1 – Ricette per la Dieta Alcalina

La Dieta Alcalina fornisce, alla vostra salute, numerosi ed efficaci benefici, tra cui la catechina, un antiossidante che combatte il cancro distruggendo i radicali liberi, bloccando le riserve di energia delle cellule cancerogene, facendo sì che i tumori si riducano. Questo tipo di dieta aiuta anche a combattere le disfunzioni cardiache, l'artrite, infiammazioni, diabete e malattie autoimmuni. È utile anche per sconfiggere i segni del tempo!

Se si vuole preparere dei pasti veloci, gustosi e salutari secondo la Dieta Alcalina, questo libro fa per voi…

Fortunatamente, non dovrete sforzarvi molto per creare infinite possibilità. In questo libro, ci sono ricette a cui fare riferimento per scegliere cosa preparare per pranzo o cena.

Insalata Mistica Di Noodle Verdi

Di cosahaibisogno:

- Pepe q.b.
- 8 ml di succo di limone fresco
- 1 spicchid'aglio, tagliati
- 100 gr di noodle di miglio, cucinati seguendo le istruzioni sulla confezione.
- 1 zucchine, affettatefinemente
- 500 gr di spinacitritati
- 100-200 ml di brodo vegetale fatto in casa o brodo senza lievito
- Sale q.b.
- 100 gr di basilico fresco
- 1 broccolo, tagliato a pezzetti

Preparazione:

1. Riuniscituttigliingredienti.

2. Cuoci al vapore i broccoli e le zucchine per alcuni minuti fino a renderli teneri.

3. Ora possiamo procedere alla fase più importante.

4. <u>Per la salsa:</u> Mescola in una ciotola aglio, succo di limone, sale e pepe e tienili da parte.

5. Ora, aggiungi tutti gli ingredienti in una ciotola.

6. Rimane solo una cosa da fare ora.

7. Versa la salsa.

8. Mescola il tutto e servi.

Ratatouilledefinitiva

Ingredienti

- Un pizzico di pepe
- 200 ml di acqua
- 1 cipollagrande
- 3/5 pomodori
- 2 spicchi di aglio
- 1/2 zucchinagrande
- Un pizzico di sale
- 1 peperoni verdi
- 2 cucchiaini di erbe di Provenza
- 3 cucchiai di olio extra vergine di oliva
- 1 melanzanagrande

Come preparare

1. Riunisci tutti gli ingredienti.
2. Lava accuratamente tutti gli ingredienti.

Taglia a cubetti i pomodori e i peperoni, affetta le zucchine, la melanzana, la cipolla e l'aglio.

3. Ora possiamo procedere alla fase più importante.

4. Scalda l'olio in una padella (o in una padella wok) e soffriggi le cipolle e l'aglio per un paio di minuti.

5. A questo punto aggiungi la melanzana e le zucchini affettate e i peperoni e fai soffriggere mescolando per circa 5 minuti.

6. Rimane solo una cosa da fare ora.

7. Ora unisci l'acqua, i pomodori e le erbe, mescola bene e lascia cuocere per altri 7 minuti, fino a che le verdure saranno cotte ma non troppo morbide.

8. Senti che profumino! Ora puoi
servire.

Mitica Torta-Gelato Al Gusto Banana E Frutti Di Bosco

Di cosa hai bisogno:

- Per lo strato di gelato alla vaniglia:
- 5 gr diestratto di vaniglia
- 400 mldi latte di mandorle
- 5 fragole tagliate a metà
- 100 grdi datteri, snocciolati, immersi in acqua per alcuni minuti
- 100 gr di anacardi
- 40 ml diolio di cocco, sciolto
- 1 banane, sbucciate e affettate

Per lo strato di frutti di bosco:

- 100 grdi datteri, snocciolati, immersi in acqua per alcuni minuti

- 60 gr di noci
- 120 gr difragolecongelate
- 120 gr dimirtillisurgelati
- 200 ml diacqua di cocco

Metodo:

1. Riunisci tutti gli ingredienti.
2. <u>Per il gelato alla vaniglia:</u>Frulla tutti gli ingredienti del gelato alla vaniglia fino ad ottenere un composto omogeneo.
3. Ottieni la consistenza desiderata aggiungendo latte di soya o di riso.
4. Ora possiamo procedere alla fase più importante.
5. Adagia le fragole tagliate a metà in una teglia.
6. Versa le fragole congelate.
7. Metti la teglia in freezer e congeal per 4 ore.

8. Per lo strato di frutti di bosco: Frulla tutti gli ingredient dello strato di frutti di bosco.

9. Ora versa il gelato alla vaniglia.

10. Congela per 2 ore.

11. Rimane solo una cosa da fare ora.

12. Tira fuori dal freezer 15 minuti prima servire.

13. Ora porziona e poi puoi servire.

14. Rimane solo una cosa da fare ora.

Polpettine Eccezionali Di Grano Saraceno

Di cosahaibisogno:

- 45 ml d'olio
- 1/2 pizzico di sale
- 2 carotepiccole
- 150 gr di granosaraceno
- Prezzemelo fresco o spezie a scelta
- Brodovegetale
- 1/2 peperone rosso
- 40 gr di farina di farzo o di grano saraceno
- 1 cipollapiccola
- 600 mld'acqua

How to prepare:

1. Riunisci tutti gli ingredienti.

2. Porta ad ebollizione il grano saraceno con acqua e brodo vegetale e un po' di sale.

3. Cuoci per circa 10 minuti fino a che l'acqua evapori.

4. Ora possiamo procedere alla fase più importante.

5. Nel frattempo, taglia le cipolle e il peperone rosso in piccoli pezzi e sminuzza le carote.

6. Metti tutto in una ciotola.

7. Rimane solo una cosa da fare ora.

8. Ora aggiungi il grano saraceno, le spezie e la farina.

9. Forma 4 - 5 polpette.Metti l'olio in una padella e rosola le polpette da entrambi i lati fino a doratura.

10.   Senti che profumino! Ora puoi servire.

Fudge Mistico Con Cioccolato Crudo E Cocco

Ingredienti:

- 10 gr di di sciroppo d'acero (facoltativo)
- 150 gr dibacche di gogi secche
- Grattuggia i semi di un baccello di vaniglia oppure usa 14ml di estratto di vaniglia
- 200 mldi olio di cocco
- 350 gr dicocco secco a scaglie
- 200 gr diburro di cacao
- 5 gr dizenzero fresco grattuggiato
- 40 ml di olio di mandorle
- 100 gr di polvere di cacao
- 100 grdi noci pecan tritate
- 120 grdi pasta di datteri

Metodo di preparazione

1. Riuniscituttigliingredienti.
2. Pesa tutti gli ingredient e mettili da parte.
3. Ora sciogli l'olio di cocco, il burro di cacao e l'olio di mandorle a bassa temperatura.
4. Ora possiamo procedere alla fase più importante.
5. Togli dal fuoco e aggiungi la vaniglia, il cacao in polvere, le noci pecan e la pasta di datteri e mescola fino a che tutto sia omogeneo.
6. Puoi aggiungere lo sciroppo d'acero se necessario.
7. Ora versa il tutto in una teglia 20 x 20 cm rivestita di carta forno.
8. Aggiungi le scaglie di cocco e le bacche di gogi, facendo

lievemente pressione affinchè rimangano in posizione.Raffredda fino a che il composto si sia solidificato.

9. Rimane solo una cosa da fare ora.

10. Usando un coltello affilato, taglia in quadretti o barrette.

11. Mantieni in frigorifero per non perdere la consistenza.

12. Senti che profumino! Ora puoi servire.

Porzione Da Re Di Riso Selvatico & Meravigliose Verdure

Ingredienti:

- Succo di1/2-1 lime fresco
- Coriandolo
- Basilico e sale q.b.
- 230 ml dibrodovegetale
- 1-2 peperoncinichili
- 100/180 gr difagiolini
- 1 o 2carote
- 100/170 gr di risoselvatico
- 100/170 gr di germogli di fagioli
- 160 grdiPak Choi o cavolo cinese
- 170 gr di broccoli

Cosa fare:

1. Riunisci tutti gli ingredienti.

2. Affetta finemente tutte le verdure e cuocile in una padella con del brodo vegetale.
3. Bolli il riso.
4. Ora possiamo procedere alla fase più importante.
5. Pesta il coriandolo. Aggiungi il peperoncino a fettine e il succo di lime.
6. Rimane solo una cosa da fare ora.
7. Metti il riso nel piatto di portata, aggiungi le verdure e la salsa.
8. Da servire tiepido
9. Rimane solo una cosa da fare ora.

Delizioso Shake di Verdure

Ingredienti

- 1 cucchiaini di olio di semi di lino
- Gocce di stevia a piacere
- 2 avocado sbucciati, denocciolati e tagliati a pezzetti
- ½ bicchiere di prezzemolo fresco
- 3 cm di zenzero pulito e tagliato a fettine
- 1 bicchiere di foglie di menta fresca
- Succo di 2 limoni
- 2 cucchiai di semi di chia, possibilmente lasciati riposare in acqua per una notte
- 3 foglie di cavolo medie
- Circa 2 bicchieri di acqua di cocco
- 1 cetriolo a pezzetti

Procedimento

1. Per prima cosa, disporre tutti gli ingredienti sul tavolo.
2. Mettere tutti gli ingredienti nel frullatore e frullare finché non si ottiene un composto omogeneo.
3. Ora il passaggio più importante.
4. Versare in bicchieri alti.
5. Aggiungere del ghiaccio.
6. Sentire il profumo e servire.

Salsa Fantasiosa

Ingredienti

- 1 pizzichi di pepe di Cayenna
- Succo di 1 lime piccoli
- 2 pomodori grandi
- Circa 3 cipollotti
- 2 spicchi d'aglio
- ½ pizzico di sale marino
- 2 peperoncini verdi
- 2 mazzi di coriandolo

Procedimento

1. Per prima cosa, disporre tutti gli ingredienti sul tavolo.
2. Tagliare i pomodori a cubetti, pulire i peperoncini e tagliarli a pezzettini molto piccoli con i cipollotti e l'aglio. In poche parole, tagliare tutto a pezzettini.
3. Ora il passaggio più importante.

4. Mettere tutti gli ingredienti in una scodella e mescolare.
5. Condire con sale e pepe a piacere. Pronta!
6. Se si preferisce una salsa cremosa, mettere tutto in una scodella e mischiare bene.
7. Rimane un'ultima cosa da fare.
8. Mettere tutto in un mixer e frullare per pochi secondi.
9. Aggiustare con sale e pepe e gustare la propria salsa fatta in casa!!
10. Sentire il profumo e servire.

Tofu Sbattuto: Superbo e Iconico

Ingredienti

- Sale a piacere
- 1 cucchiai di olio di oliva
- 5 foglie di basilico
- 1 peperoni rossi piccoli a fettine
- Pepe nero a piacere
- 1 cipolle tagliate
- 3 bicchieri di spinaci teneri
- 1 cucchiaini di paprika affumicata
- 1 – 2 pacchetti di tofu tagliato a pezzettini
- 1/2 cucchiaino di curcuma
- 2 pomodori tagliati

Procedimento

1. Per prima cosa, disporre tutti gli ingredienti sul tavolo.
2. Scaldare una padella a fuoco medio.
3. Aggiungere un filo d'olio.

4. Ora il passaggio più importante.
5. Quando l'olio è caldo, aggiungere le cipolle e i peperoni e saltare finché le cipolle non diventano dorate.
6. Aggiungere la curcuma e saltare per pochi secondi.
7. Aggiungere i pomodori, sale, pepe, la paprika, il tofu e gli spinaci.
8. Saltare per 5 minuti.
9. Rimane un'ultima cosa da fare.
10. Aggiungere il basilico.
11. Mescolare bene ed è pronto.
12. Sentire il profumo e servire.

Storico Burger di Chili e Tofu

Ingredienti

- Un pizzico di pepe a piacere
- 4 – 5 cucchiaini di salsa chili
- 100 g di peperoni verdi
- 100 g di cipolle
- ½ cucchiaino di sale marino
- 1 cucchiaini di olio extravergine di oliva
- 500 g di tofu

Procedimento

1. Per prima cosa, disporre tutti gli ingredienti sul tavolo.
2. Tagliare il tofu, i peperoni e le cipolle in piccoli pezzi.
3. Versare l'olio in una padella e far cuocere le cipolle e i peperoni per circa 6 minuti.
4. Ora il passaggio più importante.
5. Aggiungere il tofu e cuocere per altri 12 minuti.

6. Condire con il chili, il sale, il pepe e amalgamare bene.
7. Rimane un'ultima cosa da fare.
8. Se il piatto è troppo asciutto, aggiungere dell'acqua.
9. Da mangiare come hamburger con del pane (alcalino) o come contorno!
10. Sentire il profumo e servire.

Torta Titanica alla Crema di Cocco

Ingredienti

<u>Per la pasta:</u>

- 2 datteri senza nocciolo
- 1 cucchiai di sciroppo d'acero
- 1 cucchiai di estratto di vaniglia
- 200 – 300 g di cocco a scaglie
- 80 – 200 ml di olio di cocco extravergine
- 200 – 300 g di fragole essiccate

Procedimento

1. Per prima cosa, disporre tutti gli ingredienti sul tavolo.
2. Mettere tutti gli ingredienti, tranne le fragole, in un mixer e frullare finché l'olio di cocco non è ben amalgamato con il resto e la consistenza non è omogenea.
3. Ora il passaggio più importante.

4. Prendere una teglia del diametro di circa 20 cm e posizionare la carta forno sul fondo.
5. Con un cucchiaio, versare l'impasto nella teglia e coprirne i bordi.
6. Rimane un'ultima cosa da fare.
7. Con il retro del cucchiaio, stendere bene l'impasto alto circa 2 cm e lisciare in modo che non rimangano buchi o grumi. Lasciar riposare per circa 45 minuti.
8. Spargere le fragole sul fondo della torta e lasciar riposare ancora un po'.
9. Sentire il profumo e servire.

Super Smoothie Energetico

Ingredienti

- 100 g di mirtilli
- 1 foglie di menta
- 200 – 300 ml di acqua di cocco
- 2 banane
- ½ avocado
- 1 cucchiaino di zenzero in polvere
- 1/2 bicchiere di mandorle

Procedimento

1. Per prima cosa, disporre tutti gli ingredienti sul tavolo.
2. Mettere tutto nel mixer e frullare fino a ottenere una crema.
3. Sentire il profumo e servire.

Porzioni: 1

Colpo Doppio con Cavolfiore ed Emmentaler

Ingredienti

- 1 pizzichi di noce moscata e pepe di cannella
- 2 cucchiai di Emmentaler a cubetti
- 3 cucchiai di erba cipollina
- 100 g di patate a cubetti
- 450 ml di brodo vegetale
- 1 cucchiai di semi di zucca
- 200 – 300 g di pezzetti di cavolfiore

Procedimento

1. Per prima cosa, disporre tutti gli ingredienti sul tavolo.
2. Cuocer il cavolfiore e le patate nel brodo vegetale, finché non si ammorbidiscono. Successivamente, versare in un mixer.

3. Ora il passaggio più importante.
4. Condire il composto con la noce moscata e la cannella, aggiungere sale e pepe, se necessario.
5. Rimane un'ultima cosa da fare.
6. Aggiungere l'Emmentaler e l'erba cipollina e cuocere per pochi minuti, fino a creare una zuppa omogenea e liscia.
7. Decorare con i semi di zucca.
8. Bene, la ricetta è pronta.

Fenomenale!!

Ingredienti:

- 15- 20 grammi di zenzero, sbucciato e affettato
- 250 g di spinaci
- 400 g di frutti di bosco surgelati
- 4 - 5 cucchiai di proteine del pisello alla vaniglia
- 150-250 ml d'acqua alcalina
- 150 g di sedano

Preparazione:

1. Prima di tutto, tieni gli ingredienti a portata di mano.
2. Ora mettili tutti in un frullatore e frullali fino ad ottenere un composto uniforme.
3. Il prossimo passaggio è quello più importante.
4. Ora versa il composto in vari bicchieri (preferibilmente dei

bicchieri alti) quindi servili con abbondante ghiaccio.

5. Ora il frullato è pronto per essere gustato!!

Salsa per le vostre fantastiche insalate

Ingredienti

- 50-100 ml d'olio extra vergine d'oliva pressato a freddo
- 100 g di foglie di menta tritate
- 1 ½ cucchiaini di pepe nero
- 1/2 cucchiaino di sale
- 50 g di basilico fresco tritato
- 2 limoni, sbucciati e spremuti
- Metà o uno spicchio d'aglio

Preparazione

1. Unisci tutti gli ingredienti in un solo posto.
2. Metti tutti gli ingredienti in un frullatore o robot da cucina e frullali.
3. Ora il piatto è pronto. Adesso può essere gustato!!

Frullato di tofu e mirtilli

Di cosa hai bisogno:

- 1 banane grandi, sbucciate e affettate
- 250 - 400 ml di latte di mandorla
- 1 cucchiai di miele
- 50 g di mirtilli
- 100 grammi di tofu fresco e tenero

Preparazione:

1. Unisci tutti gli ingredienti in un solo posto.
2. Inserisci tutti gli ingredienti nel frullatore o mixer quindi frulla fino ad ottenere un composto uniforme.
3. Ora rimane da fare una sola cosa.

4. Aggiungi più latte in modo da
   diluire il frullato se lo preferisci
   più liquido e meno denso.
5. Versa in bicchieri alti e quindi
   servi con del ghiaccio.
6. Senti il profumo e poi servi.

Zuppa avocado e pomodori

Ingredienti

- 1 manciate di sedano
- Prezzemolo e sale marino a piacimento
- 1 piccoli avocado
- Un gambo di sedano
- 1/2 cipolla piccola
- Succo di un limone fresco
- 100ml d'acqua
- 1 spicchi d'aglio
- 3 pomodori grandi

Preparazione

1. Prima di tutto, metti tutti gli ingredienti sul piano di lavoro.
2. Spolpa l'avocado e affetta le verdure a pezzettini.
3. Adesso passiamo all'ultima fase.

4. Unisci tutti gli ingredienti in un
   frullatore/mixer quindi frullali
   fino ad ottenere un composto
   liscio.
5. Servi il tutto riscaldato e quindi
   gustati questa sana e buona
   ricetta!
6. Ora il piatto è pronto. Adesso
   può essere assaggiato!!

Zuppa di verdure verdi

Ingredienti

- 1/2 spicchio d'aglio
- Circa 1/2 - 1 cucchiaino di sale marino a piacere
- 25 - 40 g di coriandolo
- Circa 25 g di mandorle fresche, preferibilmente messe in ammollo la sera e poi scolate
- 1/2 o 1 avocado
- 100 g di cipolla cruda, tagliata
- 400 ml di acqua filtrata
- 100 g di spinaci freschi
- 1 zucchini piccoli affettati
- 2 pezzi di peperone verde
- Succo di mezzo o 1 limone
- 1 ravanello pompelmo o anguria per guarnire. tagliato sottile
- 30 g di basilico fresco
- 2 gambi di sedano, affettate

Preparazione

1. Metti tutti gi ingredienti sul tavolo da lavoro.
2. Ora aggiungi tutti gli ingredienti in un frullatore/mixer tranne il sale quindi frulla il tutto fino ad ottenere la consistenza e il calore voluti se hai una Vitamina.
3. Il prossimo passaggio è quello più importante.
4. Se hai un frullatore normale, puoi scaldare il tutto in un pentolino a fuoco lento fino a farlo diventare tiepido.
5. Adesso rimane da fare un'ultimo passaggio.
6. Insaporisci aggiungendo dell'altro sale marino a piacimento e aggiungi un pò di succo di lime per migliorarne il sapore, se vuoi aggiungi anche del radicchio e assapora.

7. Ora il piatto è pronto. Adesso
può essere gustato!!

Frullato di verza

Di cosa hai bisogno:

- 2 pesche
- 1 mele verdi
- 25/100 g di frutta secca
- 200 - 400 ml di latte di cocco, fresco, biologico e senza zuccheri aggiunti.
- 50g di foglie di verza
- Un pizzico di cannella
- Un pizzico di noce moscata

Come prepararla:

1. Prima di tutto, metti tutti gli ingredienti sul piano di lavoro.
2. Metti tutto in un frullatore e gustalo!
3. Ora il piatto è pronto. Adesso può essere gustato!!

Portate: 1

Storico Frullato di Torta di Mele (Green)

Ingredienti:

- 1 mele, senza torsolo, tagliuzzate
- 2 avocado, pelati, snocciolati, affettati, congelati
- ½ cucchiaino di estratto di vaniglia
- 2 tazze d'acqua
- 3 cucchiai di mandorle, tagliuzzate
- ½ cucchiaini di cannella in polvere o magari per provare
- 2 cetrioli a fette
- 4 tazze di spinaci

- 2 abbondanti pizzichi di noce moscata

- 1 tazze di succo di mela, senza zucchero

Procedimento:

1. Raggruppa tutti gli ingredienti in un punto.

2. Frulla tutti gli ingredienti del frullato fin quando omogeneo.

3. Resta una cosa da fare.

4. Aggiungi più acqua se il frullato è troppo denso.

5. Servilo in bicchieri medi o alti (Personalmente li preferisco alti) con ghiaccio tritato.

6. Avanti, bevilo!!

Innovatissima Salsa di Pomodoro con Fantastiche Patate

Ingredienti:

- Sale in base ai gusti

- Pepe in base ai gusti

- 10 patate medie, lavate, ma prego notare che non bisogna pelarle

- Da 1 a 2 cucchiai di pepe rosso in base ai gusti

- Succo di 1 limoni

- Da 1 cipolle medie, finemente tagliate

- Da 2 cucchiaini di erba cipollina, tritata finemente

- Da 2 cucchiaini di prezzemolo fresco, sminuzzato

- Da 3 avocado maturi, snocciolati, pelati, in polpa
- Da 2 pomodori medi, finemente affettati

Procedimento:

1. Prima di tutto metti insieme tutti gli ingredienti in un punto.
2. Fai bollire l'acqua in una pentola.
3. Ora possiamo procedere al prossimo passo importante.
4. Dovresti aggiungere circa 3 cucchiani di sale e anche le patate.
5. Cuoci fin quando le patate sono morbide.
6. Resta ancora una cosa da fare.
7. Mescola il resto degli ingredienti in una ciotola e metti da parte.

8. Ora servi le patate con la salsa frizzate.

9. Percepisci l'aroma e servi.

Pancakes al Limone e Curcuma Unici

Ingredienti:

- Buccia di 1 limoni
- 1 cucchiaini di sciroppo – sciroppo di riso, agava o sciroppo di palma di cocco (facoltativo)
- 2 uova
- 1/2 tazza di latte di riso
- 2 cucchiaini di olio di girasole
- 1/2 pizzico di curcuma in polvere
- 100g di farina senza glutine

Cosa fare:

1. Raccogli tutti gli ingredienti in un punto.

2. Mescola le uova con latte di riso & olio di girasole in una piccola ciotola.

3. Grattuggia la buccia di limone e aggiungi la curcuma in una ciotola media e mescola.

4. Setaccia la farina & ora dovresti aggiungerla alla mistura fin quando otterrai la desiderata consistenza.

5. Riscalda una padella antiaderente & versa olio nella padella.

6. Ora possiamo procedere con il prossimo passo importante.

7. Metti un mestolo di impasto nella padella & distribuisci equamente e in modo che sia spesso.

8. Cuoci fin quando il lato del pancake a contatto con la padella diventa dorato-

marroncino & puoi muoverlo
con la spatola.

9. Girala con la spatola e lasciala
fin quando è pronta.

Resta ancora una cosa da fare.
Fai gli altri pancakes con
l'impasto restante seguendo lo
stesso procedimento. Servile
con un po' di sciroppo e succo
di limone, ovviamente. Avanti,
mangia!!
Ok, potete provare questa ricetta
se volete.

Amabili Pancakes alla Vaniglia

Cosa ti serve:

- Olio di cocco per la padella

- 1 tazze di latte di mandorle

- 1 tazza di farina organica

- 2 cucchiai di lievito in polvere, senza alluminio

- 1 cucchiaio di sale himalayano fino

- 2 cucchiaini di olio di girasole

- ½ o 1 cucchiaini di estratto di vaniglia

- 1 cucchiaini di sciroppo d'acero

Procedimento:

1. Raccogli gli ingredienti in un punto.

2. Mescola tutti gli ingredienti asciutti in una ciotola e tutti quelli umidi in un'altra.

3. Mescola prima i due miscugli separatamente.

4. Ora possiamo procedere con il prossimo passo importante.

5. Aggiungi il miscuglio asciutto a quello umido e mescola tutto fin quando otterrai una consistenza uniforme.

6. Lascia riposare per 5 min.

7. Ora versa un po' di olio di cocco nella padella e poi versa pian piano la pastella nella padella.

8. Resta ancora una cosa da fare.

9. Ripeti il procedimento per fare i pancakes con la pastella rimasta.

Inebriati dell'aroma e ora servi.

Frullato dall'Intensa Potenza

Ingredienti:

- Acqua
- 1 tazze di foglie di spinaci
- 1 avocado
- 1 tazza di cavolo verza
- Cubetti di ghiaccio
- 1 lime pelato
- 1/2 cucchiaio di polvere matcha (té verde)
- 1/2 cetriolo

Procedimento:

1. Raccogli tutti gli ingredienti in un punto.

2. Metti tutti gli ingredienti in un frullatore e frulla finché omogeneo.

3. Resta ancora una cosa da fare.

4. Versa in un bicchiere e aggiungi i cubetti di ghiaccio, l'acqua in base alla densità che si preferisce.

5. Bevi e apprezza questa bevanda alcalina salutare!

6. Avanti, bevi!!

Delizioso Porro saltato in padella con Cavolo Rapa

Ingredienti:

- Sale marino e pepe fresco in base al gusto
- Lanciuola & dente di leone, tritati (facoltativo)
- 2 carote medie affettate
- 1/2 cavolo rapa, incluse le foglie, tagliato
- 1/2 litro di brodo vegetale
- Una piccola cipolla bianca affettata
- 1/2 – 1 grande porro, affettato
- 2 cucchiai di timo
- 3 – 5 patate medie, a cubetti
- 1 cucchiai di burro

Procedimento:

1. Raccogli tutti gli ingredienti in un punto.

2. Caramella la cipolla in una padella con un po' di burro fin quando diventa dorata.

3. Ora possiamo procedere con il prossimo passo importante.

4. Aggiungi tutte le altre verdure e rimesta con il brodo.

5. Resta ancora una cosa da fare.

6. Ora copri e cuoci a fuoco lento per 10 min a fiamma medio-alta, girando ogni tanto.

7. Condisci a tuo gusto con timo, sale & pepe, così come con lanciuola e anche il dente di leone alla fine.

8. Servilo caldo.

9. Avanti, mangia!!

9 781979 245616